发生在人体里的科普童话

# 白细胞 战斗记

赵静 著　拾乘肆 绘

人民卫生出版社
·北京·

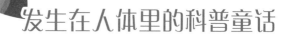

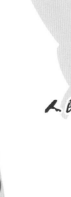
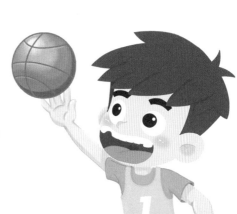

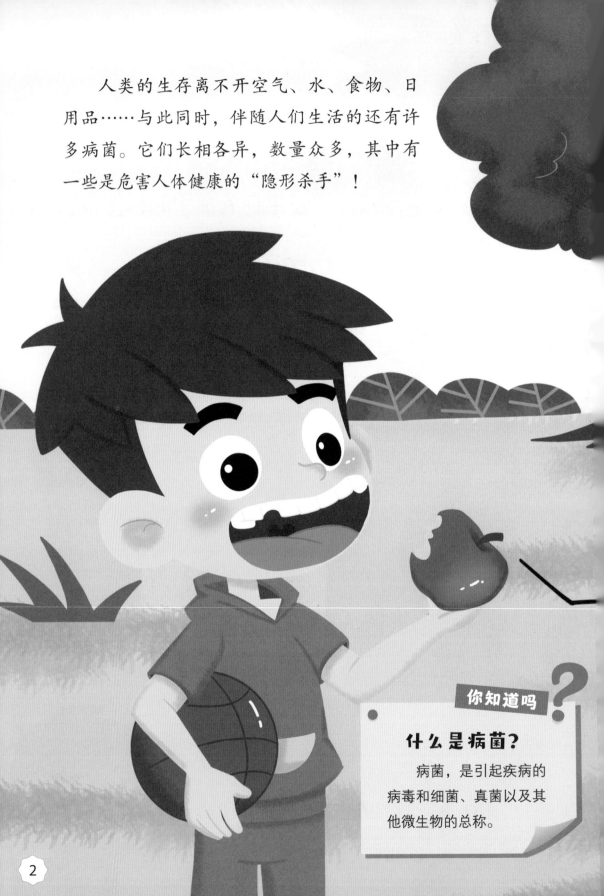

　　人类的生存离不开空气、水、食物、日用品……与此同时，伴随人们生活的还有许多病菌。它们长相各异，数量众多，其中有一些是危害人体健康的"隐形杀手"！

### 什么是病菌？

　　病菌，是引起疾病的病毒和细菌、真菌以及其他微生物的总称。

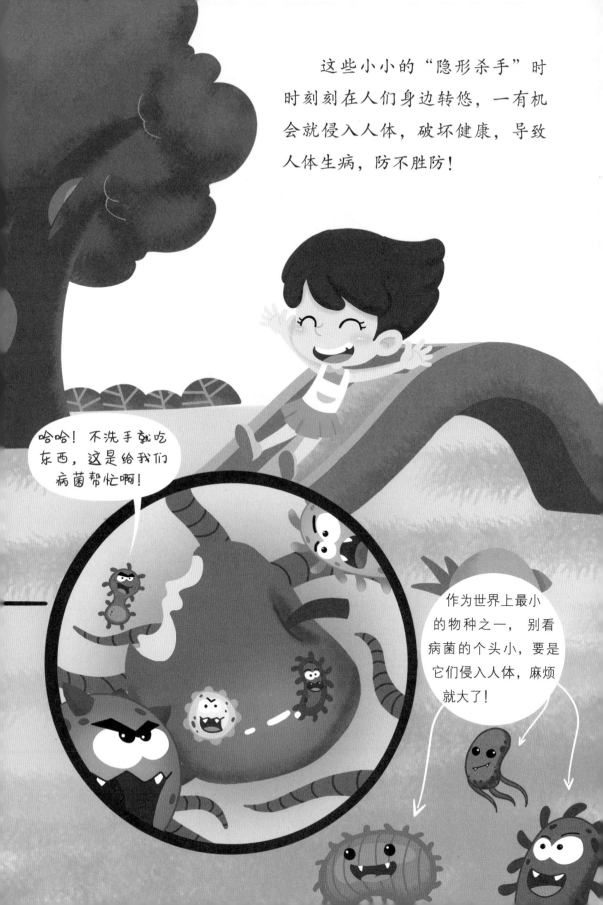

那么，人体如何来保护自己的健康呢？

其实，人体本身是具有杀死病菌、保护自己的能力的——也就是人们常说的免疫力，它来源于人体的免疫系统。

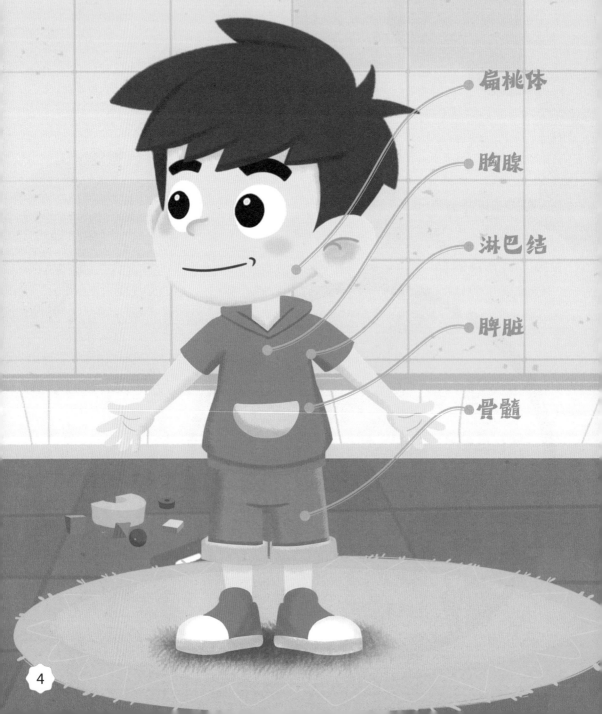

扁桃体

胸腺

淋巴结

脾脏

骨髓

人体的免疫系统包括免疫器官、免疫细胞和免疫分子。免疫器官包括扁桃体、胸腺、淋巴结、脾脏、骨髓等。

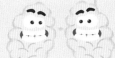

如果扁桃体肿胀，就是它在发出信号："有病菌入侵，身体内有炎症，免疫系统正在战斗。"

很多淋巴细胞在骨髓诞生后，要在胸腺完成"新人培训"，成熟后就能去淋巴组织中工作了。

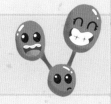

大多数成熟的淋巴细胞在淋巴结定居，这里通常也是免疫细胞和病菌战斗的战场。

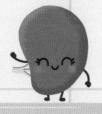

脾脏内的免疫细胞可以吞噬、清除血液中的有害物质，净化血液。

骨髓是各类存在于血液中的细胞和免疫细胞的发源地。

你知道吗？

## 骨　髓

骨髓分为红骨髓和黄骨髓。幼儿骨腔内全部为红骨髓。5岁以后，部分红骨髓会被脂肪组织代替，成为黄骨髓。18岁以后，红骨髓与黄骨髓各占一半。红骨髓含有造血干细胞，能造血。黄骨髓含有脂肪，不能造血，但保留着造血潜力。在某些状态下，黄骨髓能转化为红骨髓。

人体骨髓量与体重等因素有关，成人的骨髓量大约有3千克。

免疫细胞包括淋巴细胞、粒细胞、单核细胞、巨噬细胞、血小板等。

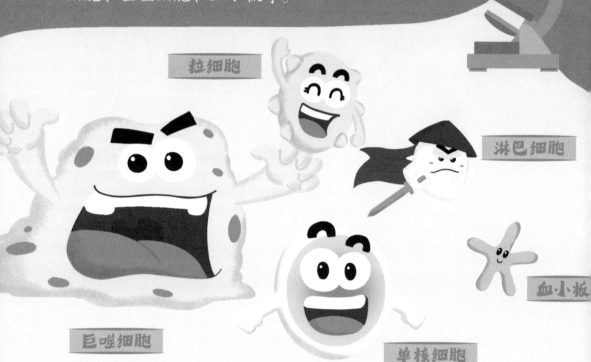

免疫分子包括免疫球蛋白、肿瘤坏死因子等。

这些免疫系统的成员们，能发现和清除外来入侵的病毒、细菌等致病微生物，以及体内的受感染细胞、肿瘤细胞、衰老细胞、死亡细胞或其他的有害物质，帮助受损的器官和组织恢复功能。它们是人体最有效的保卫体系。

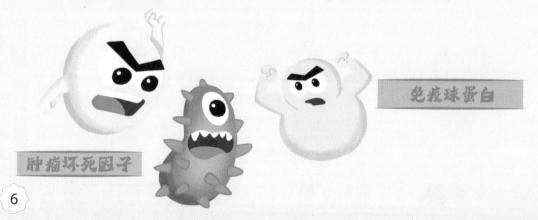

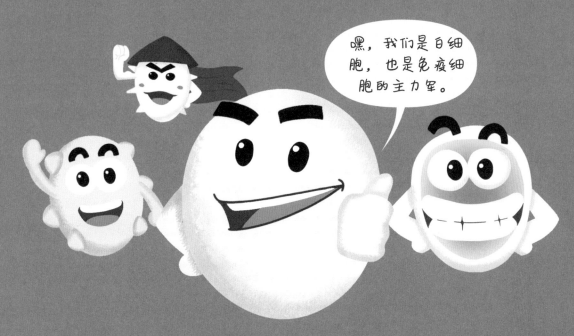

白细胞和红细胞只有一字之差，它们是什么关系？仅仅是颜色不同吗？别急，看看细胞们的自我介绍。

**1**

肤色不同。

红细胞是红色的，而白细胞，只是听起来是白色的。为了描述白细胞的形象，人们给白细胞添加了颜色，但实际上，白细胞是无色的。

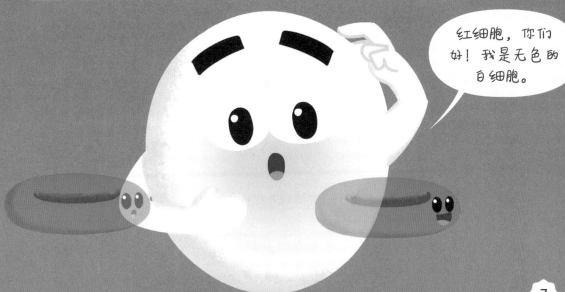

**2**

职业不同。

红细胞的主要工作是给人体运来氧气，运走二氧化碳，帮助人体进行新陈代谢，而白细胞的职责是保卫人体健康。

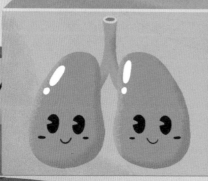

**3**

住址不同。

通常红细胞主要住在血管、骨髓中，而白细胞除了这几个地方，还有淋巴管等其他住处。

这里太挤了。

队员组成不同。

红细胞的身份，是自己专用的，而白细胞的身份，是几种细胞共用的。

单核细胞就像侦察兵，勤奋地在身体里巡逻，一旦发现敌情就会赶到前线，准备"变身"，成为更强大的巨噬细胞。

淋巴细胞的个子最小，但武功高强，既能指挥战斗，又能生产武器，是消灭病菌的重要力量。

## 白细胞

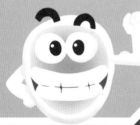

粒细胞是数量最多的一类白细胞。因为"人多势众"，粒细胞能快速包围病菌，吃掉危害身体健康的坏家伙。悲壮的是，完成任务后的粒细胞会变成脓细胞并死亡。

巨噬细胞身上有很多小凸起，比单核细胞块头更大，胃口更好，能清除死亡细胞和其他垃圾，吞噬病原体，而且还会呼救，释放信号，找更多的队友来帮忙。

血小板可以修复受到破坏的血管。它会伸出很多小触手，拥抱聚集在一起，跟其它凝血因子共同努力，把血管破口补上。

如果你想授予免疫细胞这个集体"人体健康卫士"的光荣称号，那么它们全都当之无愧。

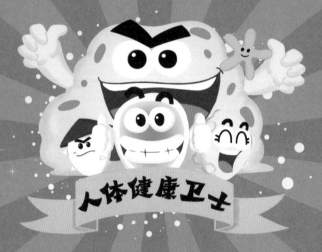

人体健康卫士

作为免疫细胞的主要成员，白细胞的身份很特别，既像军队，又像警察，还像医生。

总之，不管像什么，白细胞的口号是：

说我们像军队，那是因为当人体遭到病菌等外部有害微生物入侵时，我们会立即奔赴战场，采取大规模作战、埋伏拦截、个别追杀等多种方式，将病菌彻底消灭。

免疫战士一块砖，
哪里需要哪里搬！
哪里需要去哪里，
主人健康我守护！

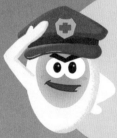

说我们像警察，是因为当人体内部出现破坏分子（如病菌、肿瘤细胞等）的时候，我们会立即发现，把它们逮捕、惩处。

说我们像医生，是因为当人体内出现老化、坏死的细胞时，我们会主动将它们及时清理，并促进受损的组织和器官进行修复，保障人体健康。

好了，介绍完免疫系统，再来说说毛毛吧。

毛毛今年 5 岁了，是个十足的淘气包。这个淘气包可没少给免疫系统添麻烦。就说最近发生的几件事情吧，可把免疫军团忙坏了。

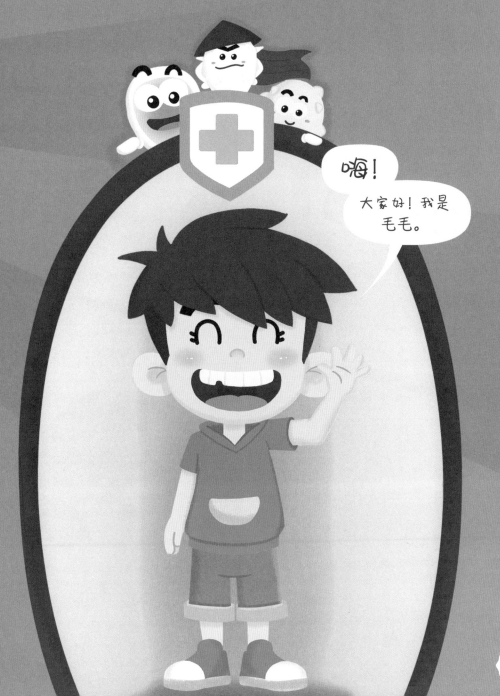

嗨！

大家好！我是毛毛。

10月，秋高气爽。在小区附近的公园里，毛毛正和小伙伴们玩耍。"大红枣！大红枣！"一位小朋友突然惊喜地大叫。

原来，在公园的一角有棵枣树，树上结满了红红的大枣。

大家围了上去，兴奋地看着红枣，口水都要流出来了。"这是公共物品，我们不能动！"有个小女孩叫道。

"枣树自己掉下来的枣，不吃也会烂掉。"毛毛一边说，一边走到枣树下准备接住掉下来的红枣。

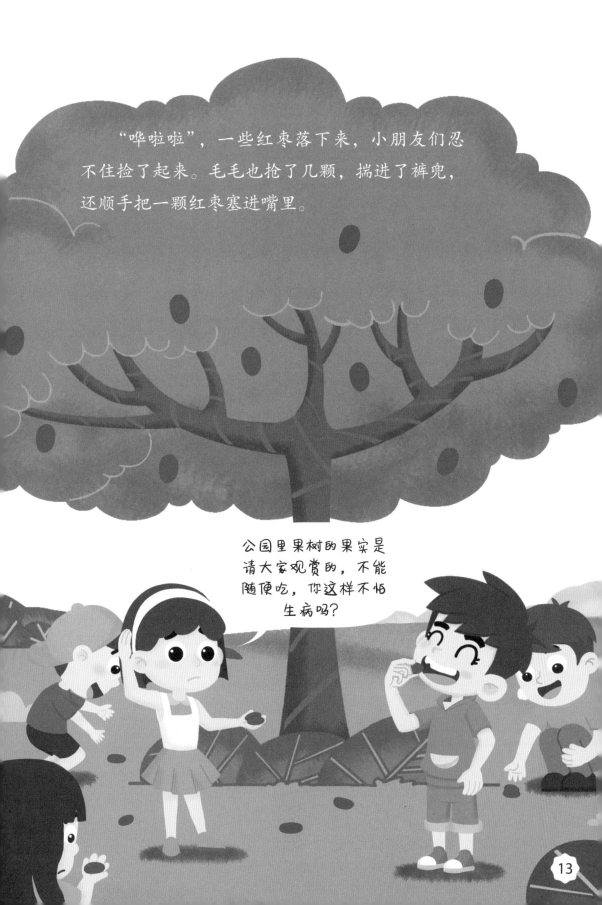

"哗啦啦"，一些红枣落下来，小朋友们忍不住捡了起来。毛毛也抢了几颗，揣进了裤兜，还顺手把一颗红枣塞进嘴里。

公园里果树的果实是请大家观赏的，不能随便吃，你这样不怕生病吗？

13

有小伙伴提醒毛毛别吃捡来的东西，但毛毛不仅不听劝告，还攀上了枣树，抓住一根树枝，玩起了"荡秋千"。

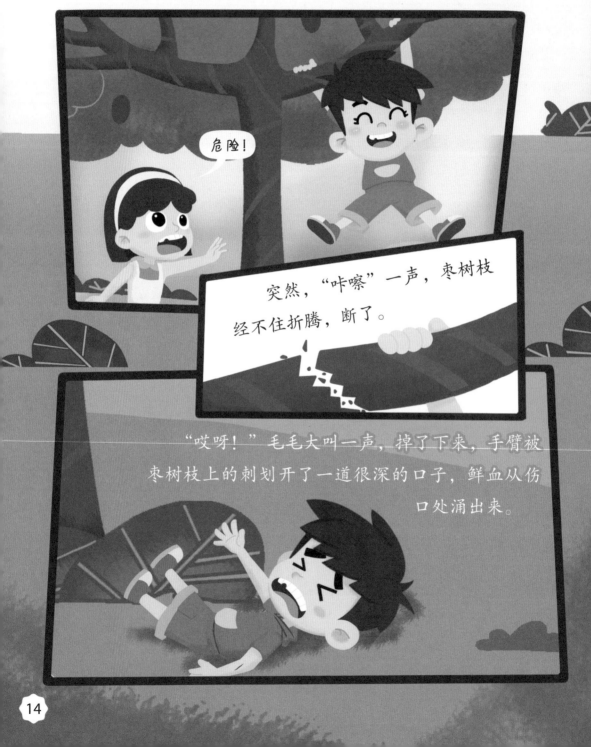

危险！

突然，"咔嚓"一声，枣树枝经不住折腾，断了。

"哎呀！"毛毛大叫一声，掉了下来，手臂被枣树枝上的刺划开了一道很深的口子，鲜血从伤口处涌出来。

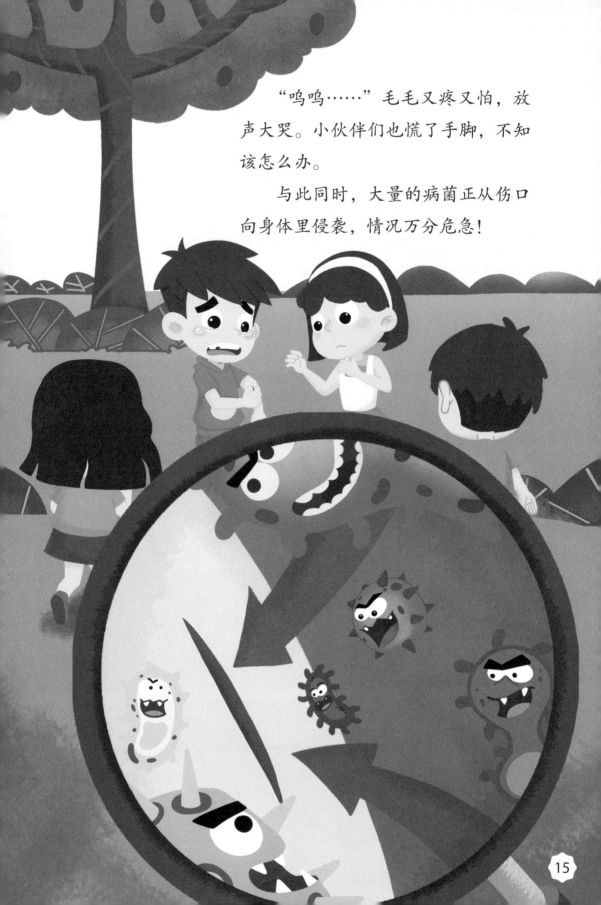

"呜呜……"毛毛又疼又怕，放声大哭。小伙伴们也慌了手脚，不知该怎么办。

与此同时，大量的病菌正从伤口向身体里侵袭，情况万分危急！

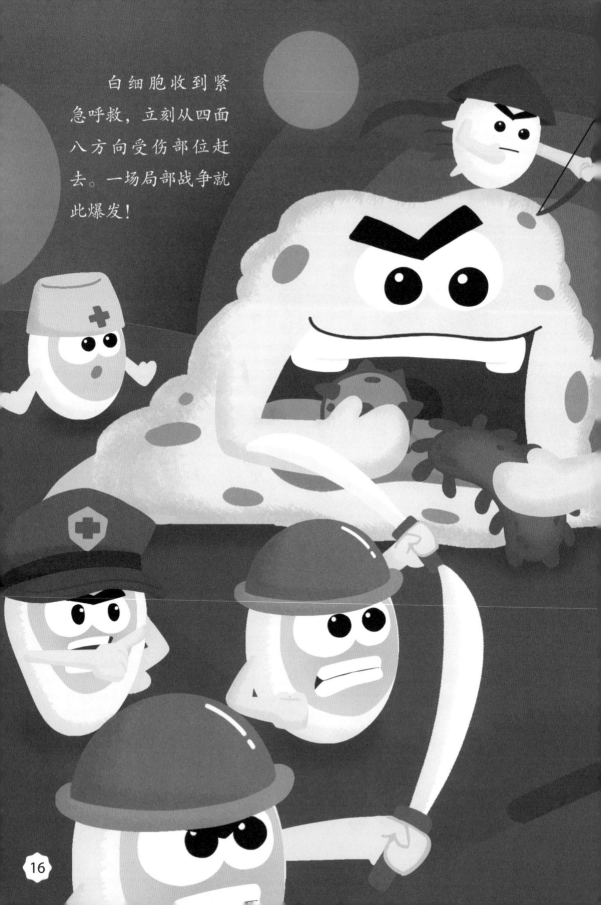

白细胞收到紧急呼救，立刻从四面八方向受伤部位赶去。一场局部战争就此爆发！

面对病菌，白细胞奋不顾身，非常勇敢，有的用大刀砍，有的用弓箭射，还有的直接扑上去与病菌撕咬。

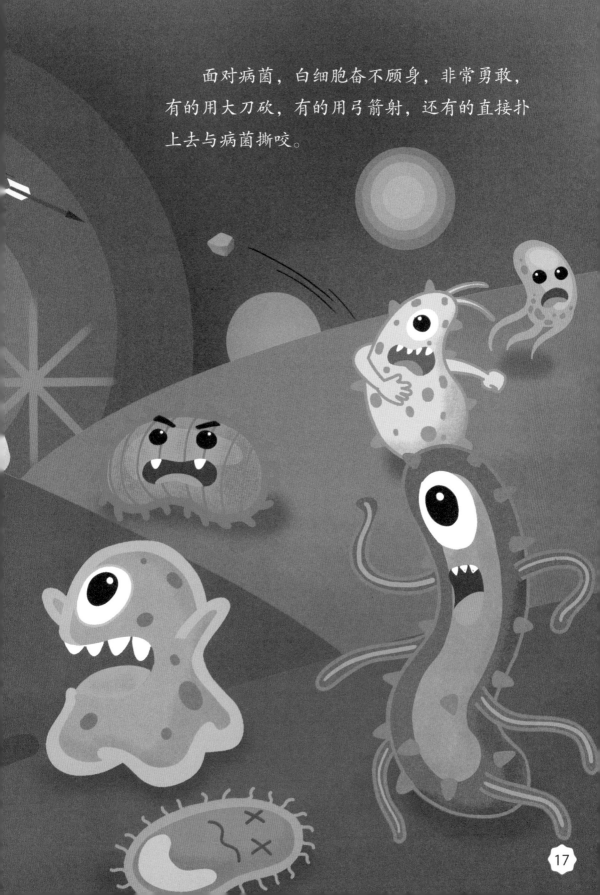

许多病菌被白细胞消灭了，但也有许多白细胞倒在了战场上。

　　血小板战士们也十分勇敢。它们奋力冲向伤口，用自己的身体阻挡血液外流。

　　白细胞牺牲了一批，又冲上去一批，前赴后继，勇往直前。

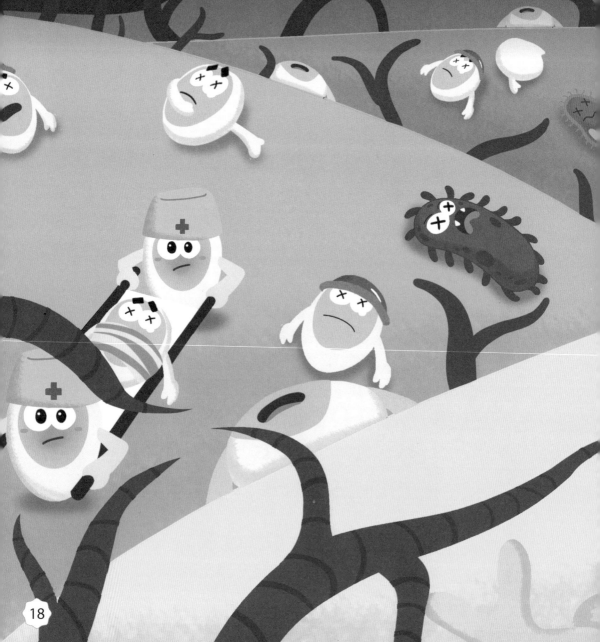

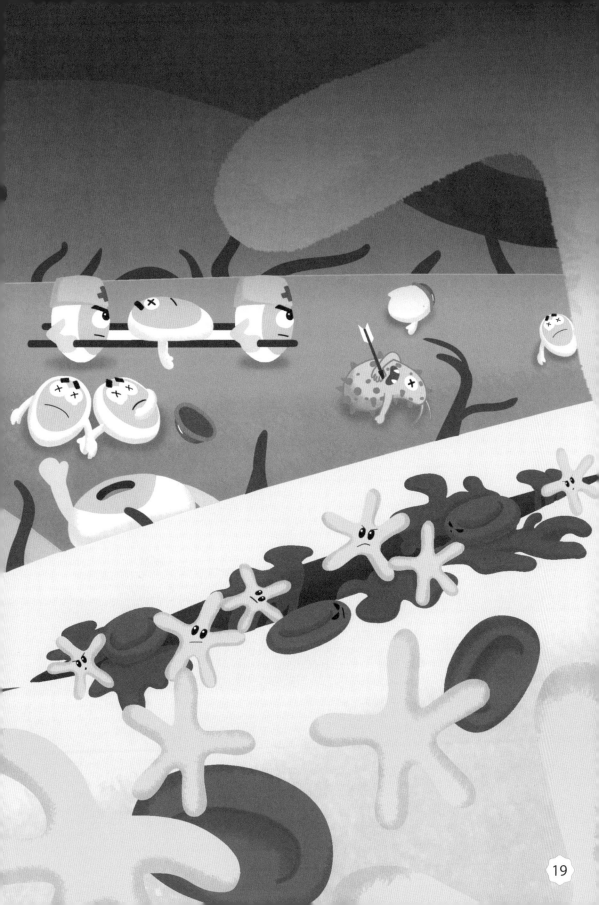

这真是一场生死决战啊!

经过一番殊死搏斗,免疫军团成功地抵挡住了大部分病菌,但仍有一些病菌侵入了毛毛的体内。在血小板战士们的努力下,伤口的血流量也渐渐变小了,可是,要想完全止血,还需要医生帮忙。幸好毛毛被妈妈及时送到了医院。

静

你今天的行为不仅不文明,还非常危险!

"好了,毛毛,别哭了,把伤口包扎好,就不会再流血了!"医生的话,让大家都松了一口气。

20

# 怎样阻止伤口感染

阻止伤口感染的第一道防线,是人体自身免疫;第二道防线,是医疗救治。除了包扎伤口,医护人员还会酌情安排打针、吃药。这些措施能帮助人体更顺利地战胜病菌。

搜!

尽管多数病菌被成功阻挡,可是漏网的那部分病菌却并不死心。它们鬼鬼祟祟地躲起来,想趁免疫军团不注意时,再次偷袭搞破坏,可不能掉以轻心!

21

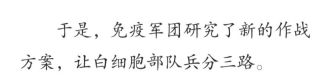

于是，免疫军团研究了新的作战方案，让白细胞部队兵分三路。

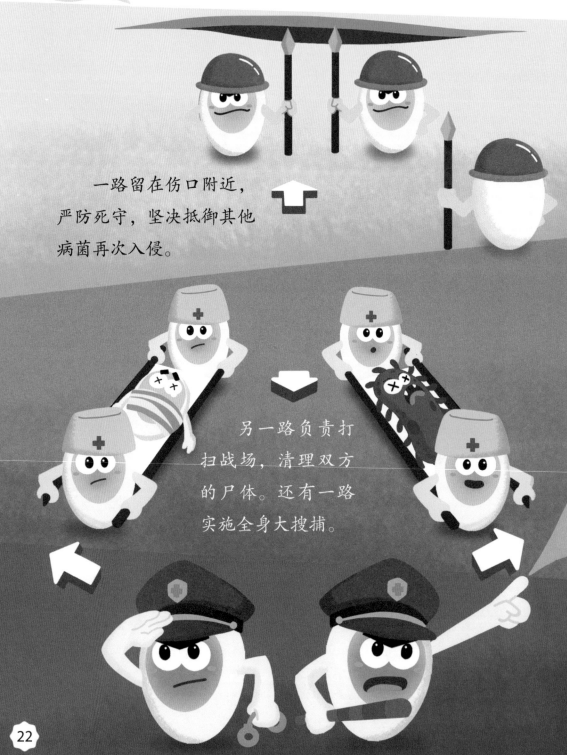

一路留在伤口附近，严防死守，坚决抵御其他病菌再次入侵。

另一路负责打扫战场，清理双方的尸体。还有一路实施全身大搜捕。

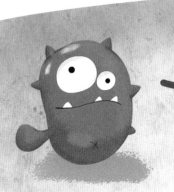

搜捕谁?

当然是搜捕潜藏进毛毛身体里的那部分病菌啦!

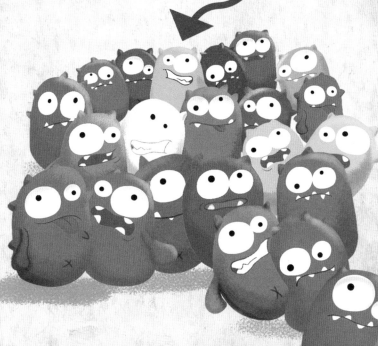

虽然漏网的病菌现在数量不多,但你可千万不能小看它们!就拿细菌来说吧,它的繁殖能力相当惊人,一个细菌只需要几个小时就能繁殖成几百万个细菌,十几个小时后,细菌的数量会超过几十亿呢!

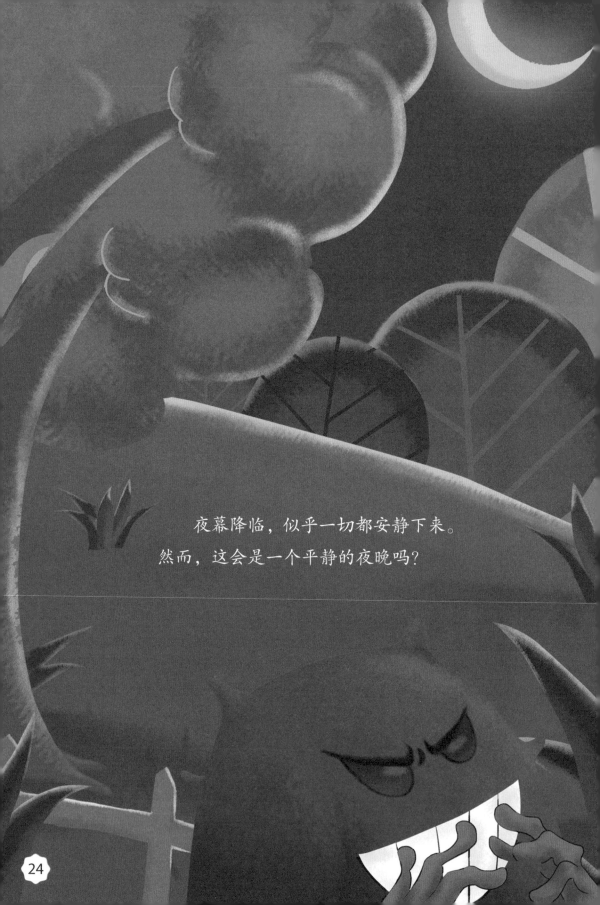

夜幕降临，似乎一切都安静下来。
然而，这会是一个平静的夜晚吗？

在夜深人静的时候，新的意外又发生了——毛毛拉肚子了！

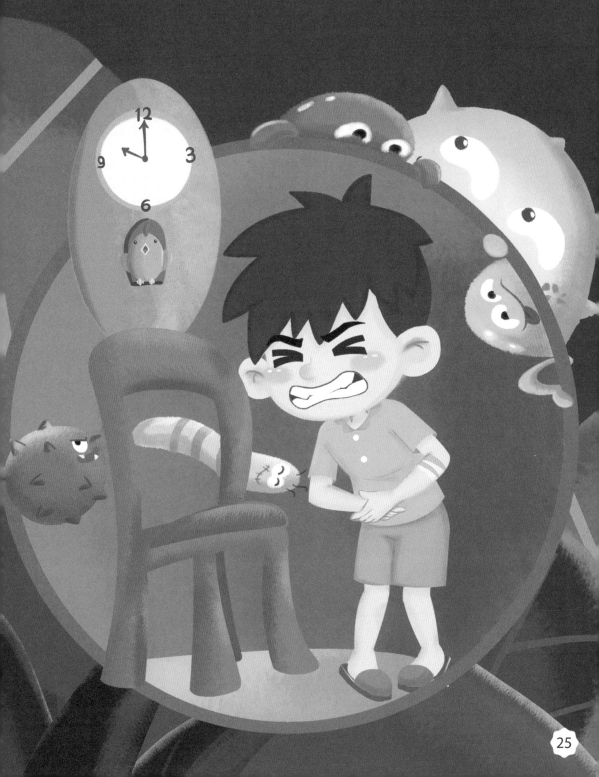

原来，毛毛白天吃的枣没有经过清洗，附在枣上的病菌轻松地侵入了消化系统。

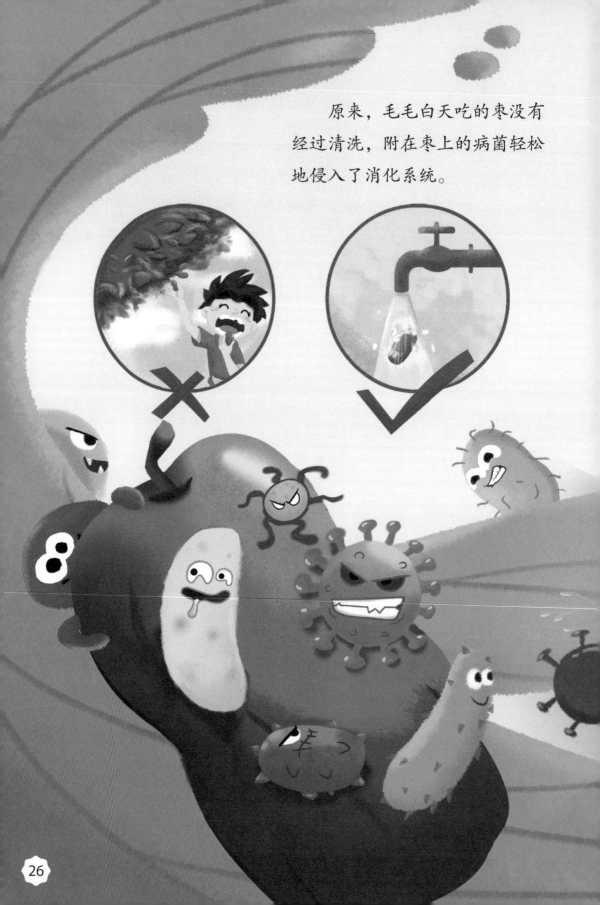

它们在肠道中大量繁殖，导致毛毛拉肚子了。哎呀，这真是病从口入呀！

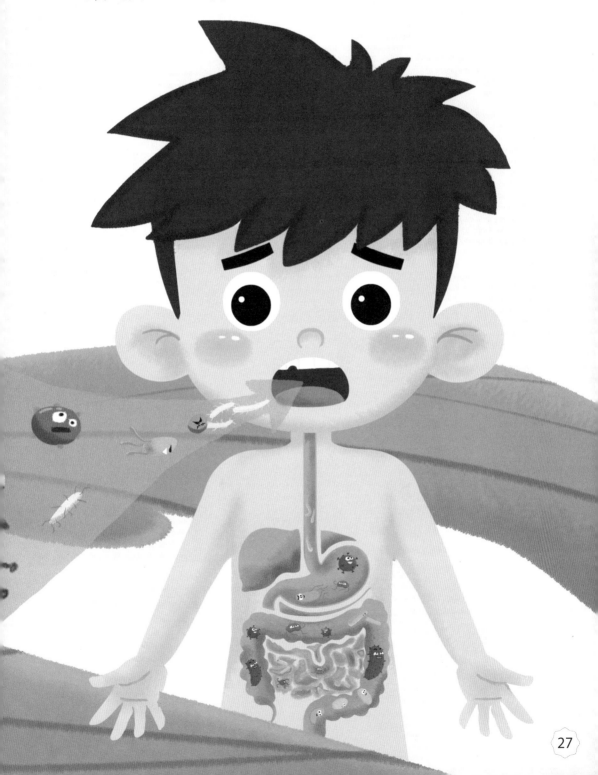

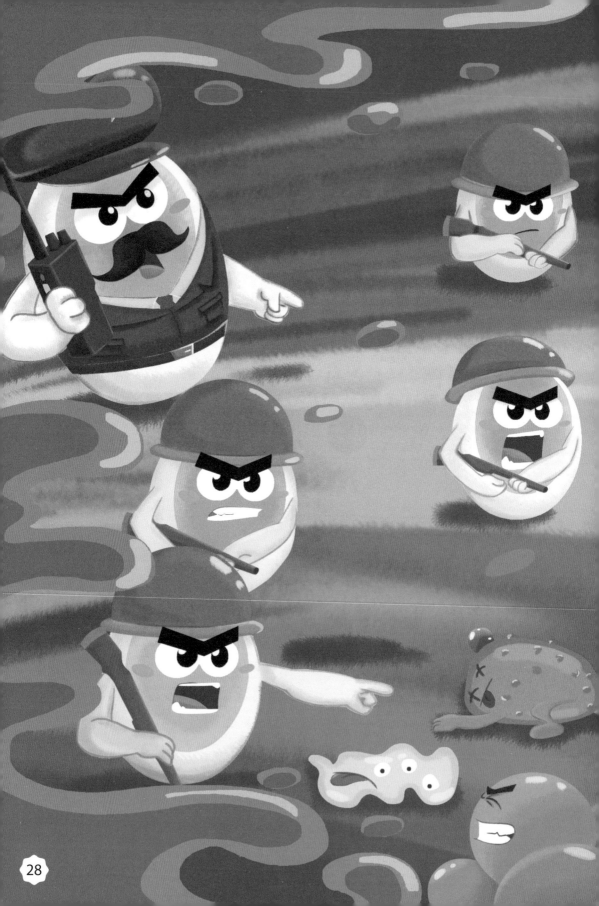

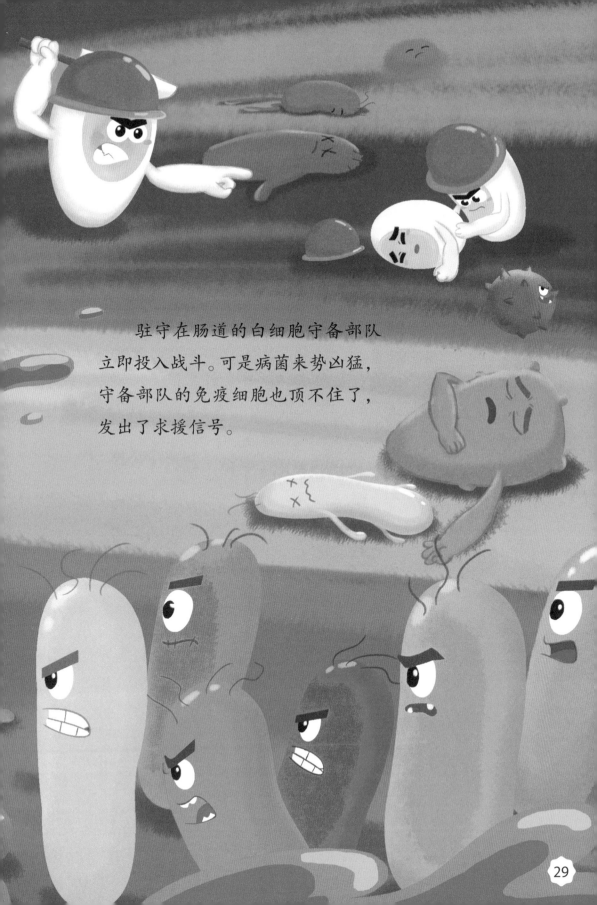

　　驻守在肠道的白细胞守备部队
立即投入战斗。可是病菌来势凶猛，
守备部队的免疫细胞也顶不住了，
发出了求援信号。

免疫系统赶紧向肠道运送兵力，大批白细胞部队赶到了这个新的战场。这场战争异常惨烈，对阵双方一排一排地倒下。在成堆的敌人尸体旁边，总能看到牺牲的免疫细胞！

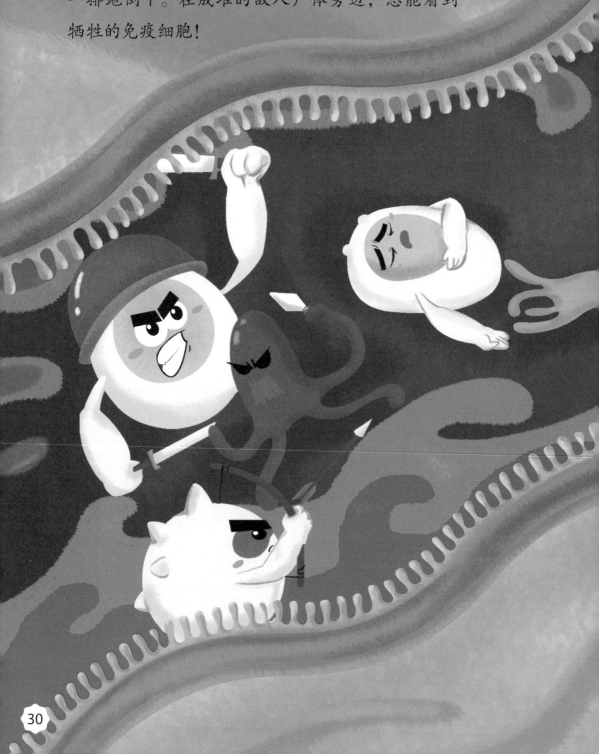

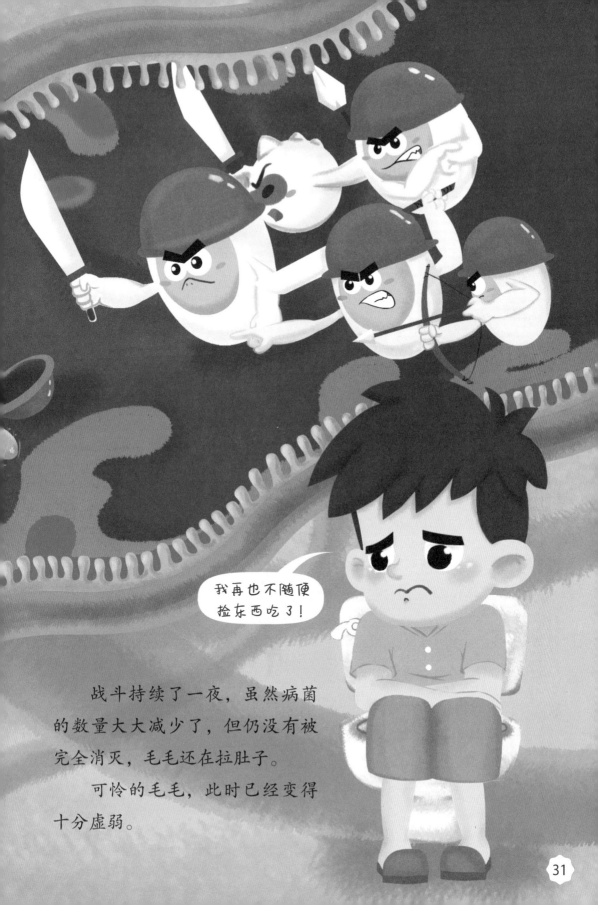

我再也不随便
捡东西吃了!

　　战斗持续了一夜,虽然病菌
的数量大大减少了,但仍没有被
完全消灭,毛毛还在拉肚子。
　　可怜的毛毛,此时已经变得
十分虚弱。

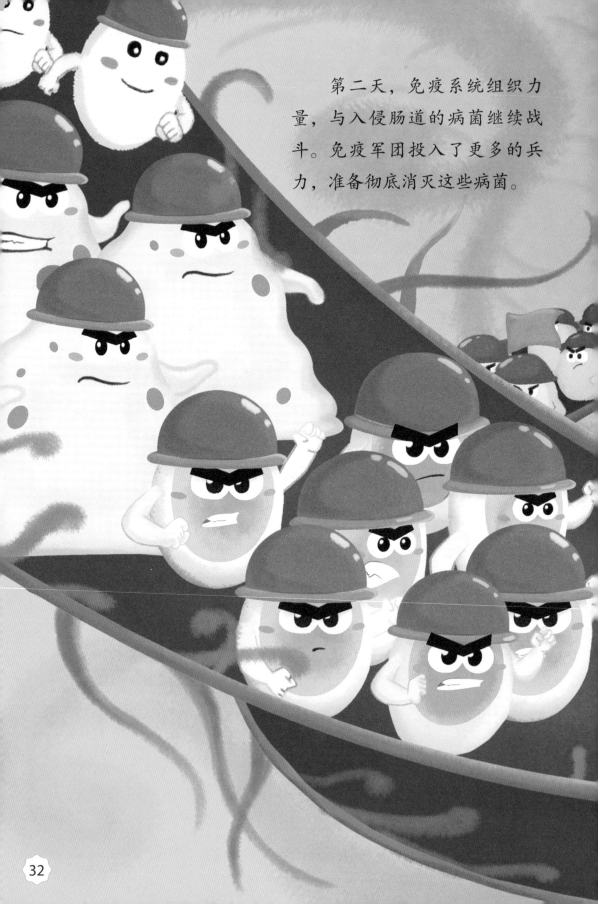

第二天，免疫系统组织力量，与入侵肠道的病菌继续战斗。免疫军团投入了更多的兵力，准备彻底消灭这些病菌。

毛毛去医院做了一次检查，医院化验单上面写着"白细胞增高"，这就是免疫系统保卫人体、大批增兵的结果。

毛毛的情况开始好转，拉肚子的次数明显减少了。

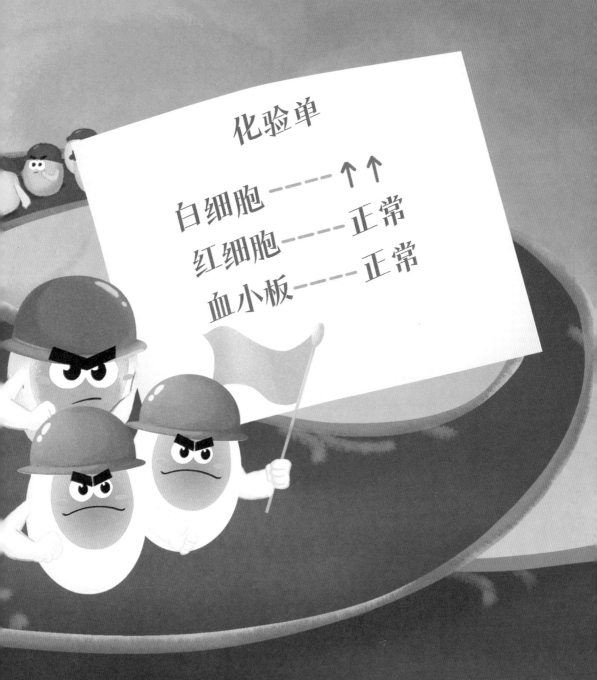

化验单

白细胞————↑↑
红细胞————正常
血小板————正常

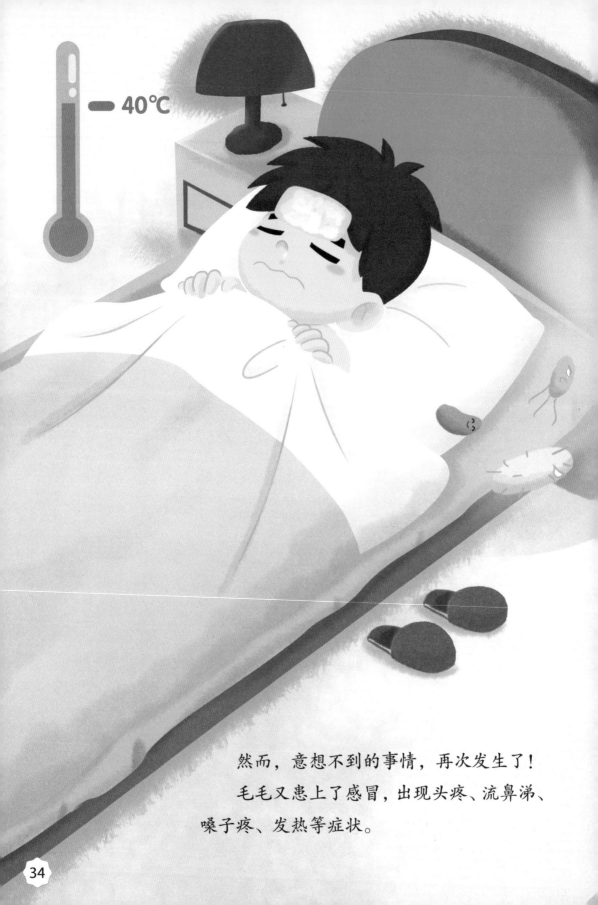

然而，意想不到的事情，再次发生了！
毛毛又患上了感冒，出现头疼、流鼻涕、
嗓子疼、发热等症状。

唉，真是一波未平，一波又起！

原来，由于毛毛拉肚子后身体虚弱，免疫力下降，另外一些病菌便乘虚而入，闯进了呼吸道。没办法，人的身体一弱，各种病就会趁机找上门来。

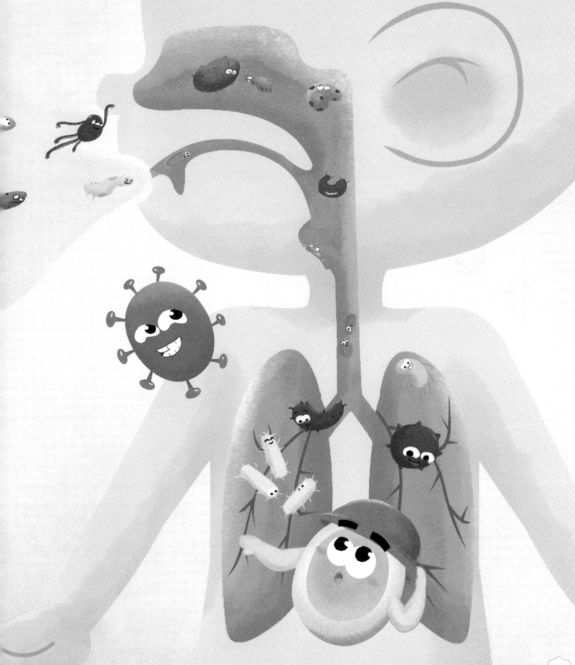

伤口需要支援，肠道需要支援，呼吸道需要支援……
到处都是病菌，到处都是战场，到处都需要白细胞！

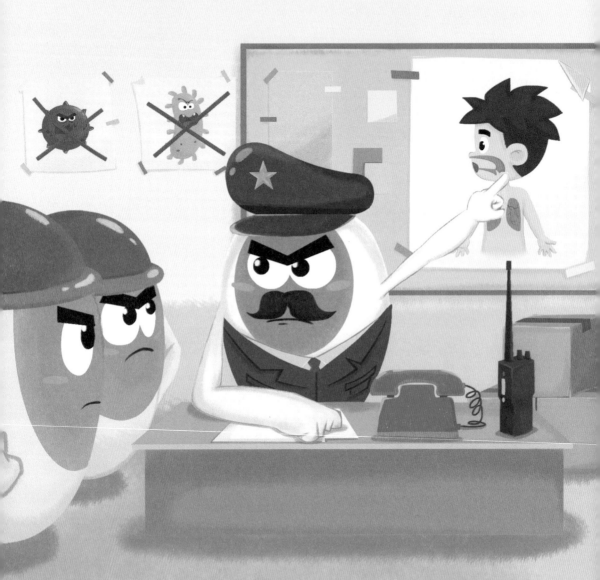

　　为了保证毛毛的伤口、肠道、呼吸道等各个战场取
得胜利，免疫系统司令部决定：调动一切可以调动的力
量，与病菌展开全面大决战。

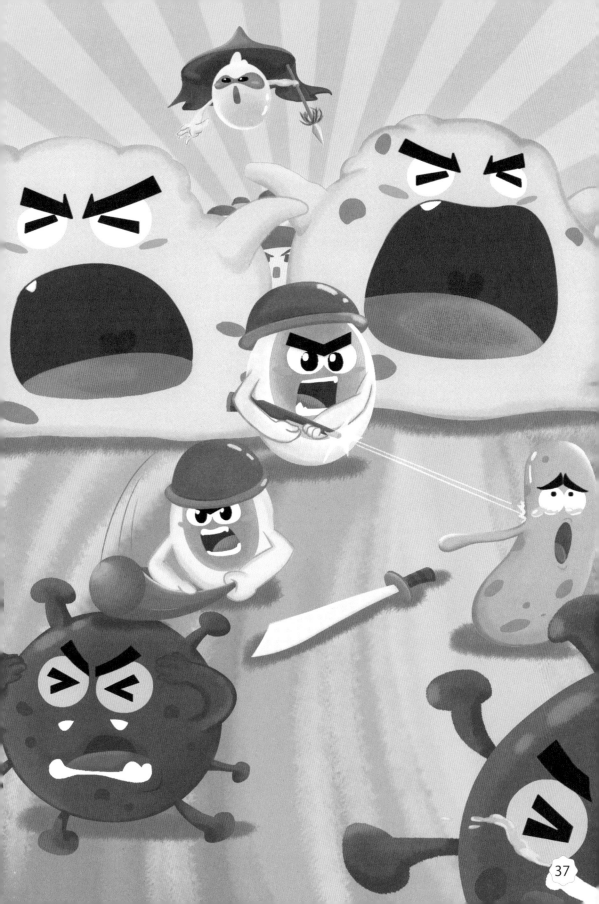

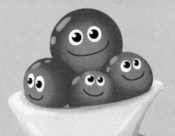

免疫器官们行动起来啦！

骨髓负责征兵，动员后备力量参战，保证前线的兵力供应。此外，它还要造血，这样才能满足人体需要。

胸腺负责练兵，让许多白细胞战士产生真正的战斗力。

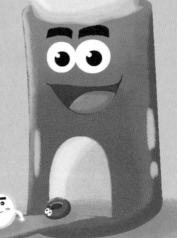

**你知道吗** ❓

### 淋巴细胞如何变强？

胸腺是重要的免疫器官。造血干细胞随着血液进入胸腺后，会逐渐分化成为淋巴细胞（白细胞部队的一员）。这些淋巴细胞的功能会随着分化过程，逐渐完善、强大。

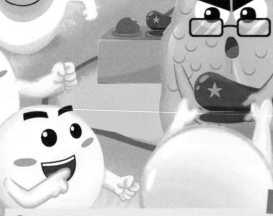

**你知道吗** ❓

### 造血干细胞

造血干细胞是一种多功能细胞，既相当于红细胞的祖先，又相当于免疫细胞大军的后备兵源。它们能分化成红细胞、白细胞和血小板，以及多种组织细胞。它们诞生的"生产车间"正是骨髓。

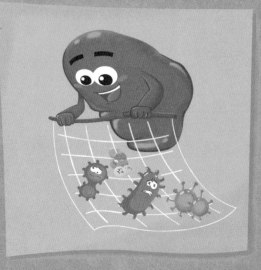

脾脏负责过滤血液，保护血液系统安全，也负责储存血液，充当人体的自带"血库"。作为人体大型免疫器官，脾脏既可以清理阵亡细胞的尸体，又可以消除病菌和异物，还可以培养一部分免疫细胞和免疫分子，真是超级能干。

扁桃体是一对卵圆形的淋巴器官，位于扁桃体窝内，左右两侧各有一个。扁桃体负责站岗放哨，能及时发现从嘴和鼻子入侵呼吸道的病菌，并产生一部分免疫细胞进行抵抗。毛毛感觉到嗓子疼，正是扁桃体和入侵者交战引起的人体反应。

扁桃体是货真价实的人体口鼻大门的"守门神"。

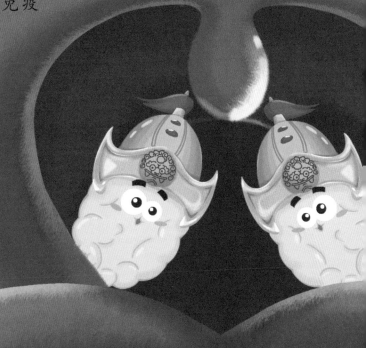

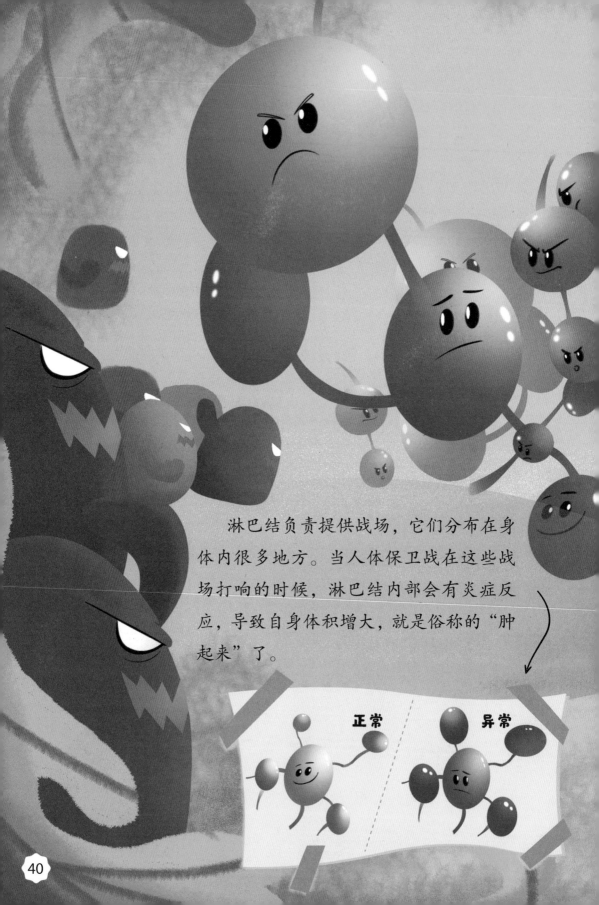

淋巴结负责提供战场，它们分布在身体内很多地方。当人体保卫战在这些战场打响的时候，淋巴结内部会有炎症反应，导致自身体积增大，就是俗称的"肿起来"了。

正常　　　　异常

需要特别注意的是，淋巴结战场至关重要！如果免疫军团在这些战场失利了，那么，自卫战斗就只能被迫转入"第二战场"——血液。那可是白细胞、红细胞共同居住的"大后方"啊！到那时候，人体面临的威胁就更大了。

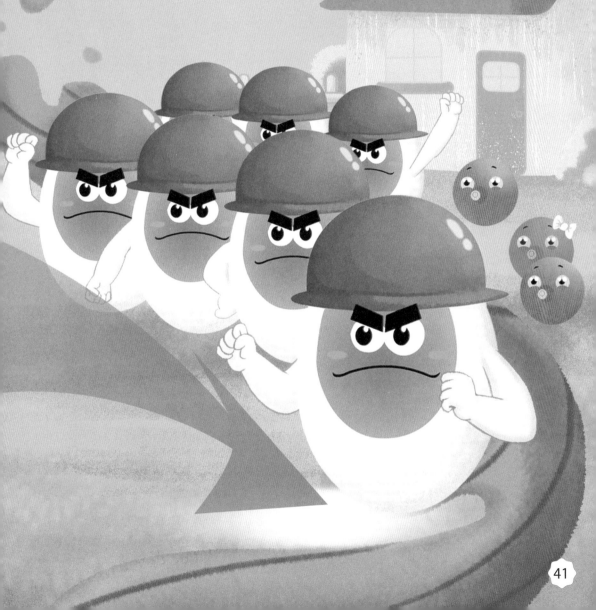

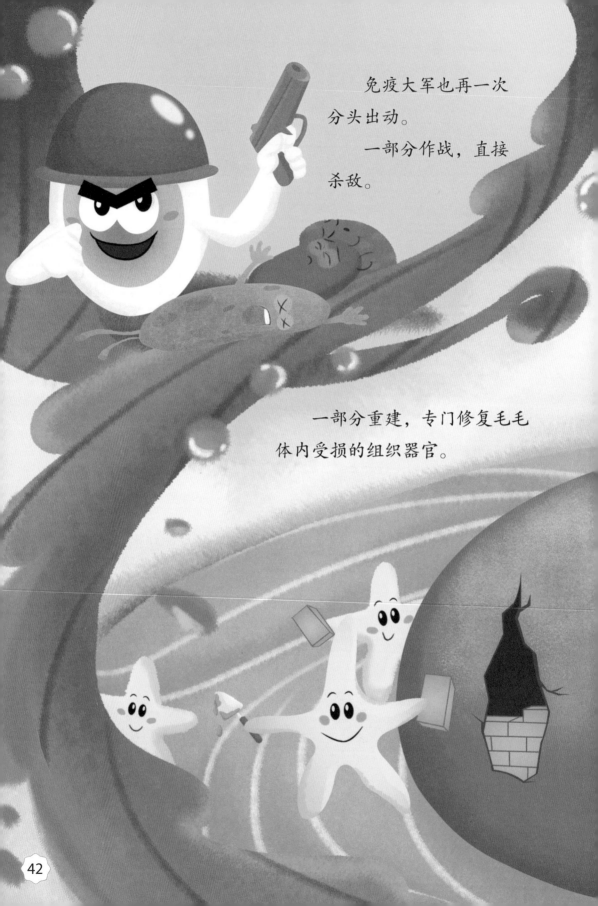

免疫大军也再一次分头出动。

一部分作战，直接杀敌。

一部分重建，专门修复毛毛体内受损的组织器官。

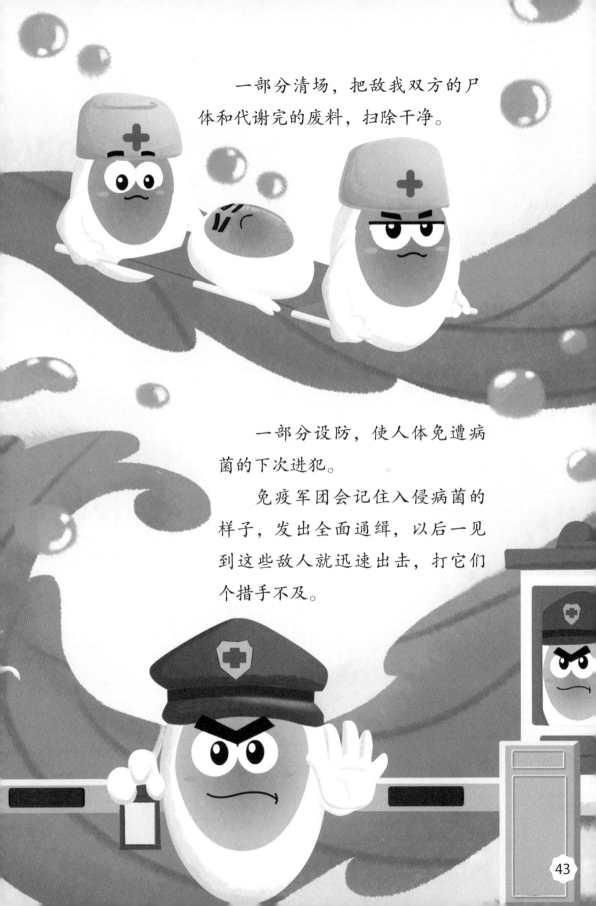

一部分清场，把敌我双方的尸体和代谢完的废料，扫除干净。

一部分设防，使人体免遭病菌的下次进犯。

免疫军团会记住入侵病菌的样子，发出全面通缉，以后一见到这些敌人就迅速出击，打它们个措手不及。

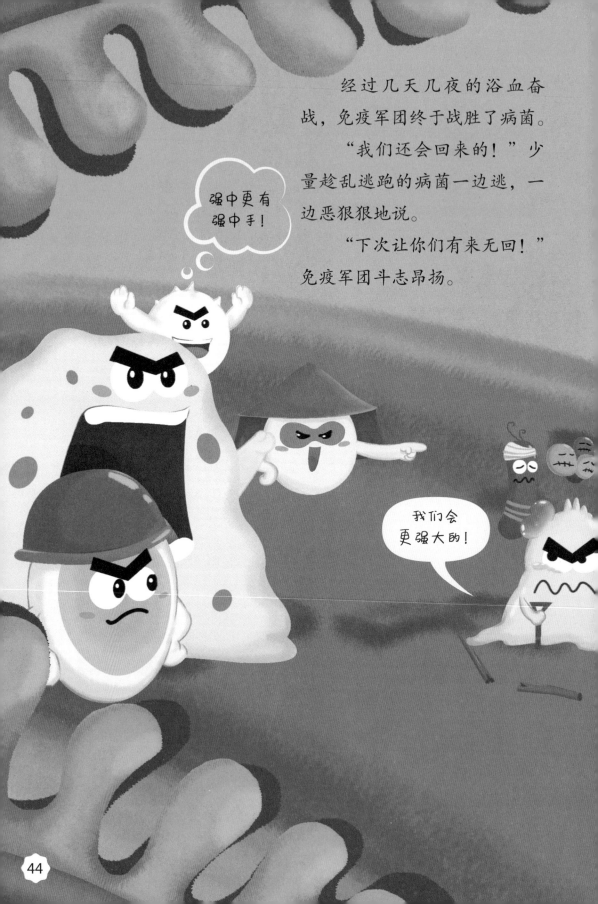

经过几天几夜的浴血奋战，免疫军团终于战胜了病菌。

"我们还会回来的！"少量趁乱逃跑的病菌一边逃，一边恶狠狠地说。

"下次让你们有来无回！"免疫军团斗志昂扬。

强中更有强中手！

我们会更强大的！

# 为什么我们会过敏？

免疫军团非常勇敢，然而，有时它们会警惕过度，一惊一乍的。它们会误以为一些不那么可怕的外来物质（比如花粉、食物、宠物等）是敌人，于是开启了报警模式，让你体验到一系列不舒服的症状，比如打喷嚏、流鼻涕、皮肤发痒等。这也是免疫系统试图保护你的一种方式："警惕！这东西对你不太友好，躲远点儿！"

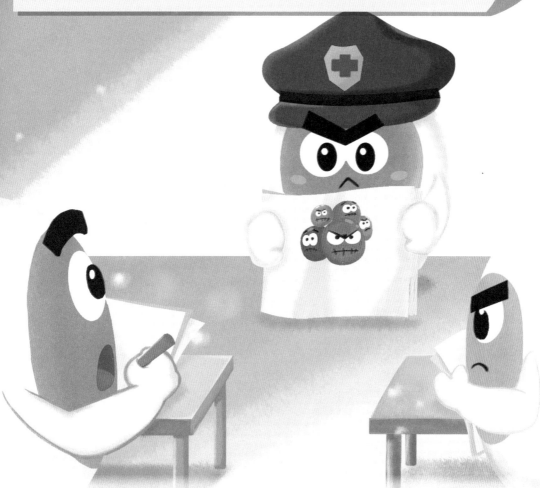

免疫军团的信心是有道理的。在这些外敌被制服以后，免疫系统会把战斗经验总结并记录下来，等同样的病菌再次入侵的时候，免疫细胞就能更快速、更精准地发起自卫反击啦！

一周以后，毛毛手臂上的伤口结痂了，不拉肚子了，感冒也好了。他不仅食欲增强了，脸色也红润了，精神嘛，就更好了。

毛毛恢复了健康，免疫细胞由衷地高兴。

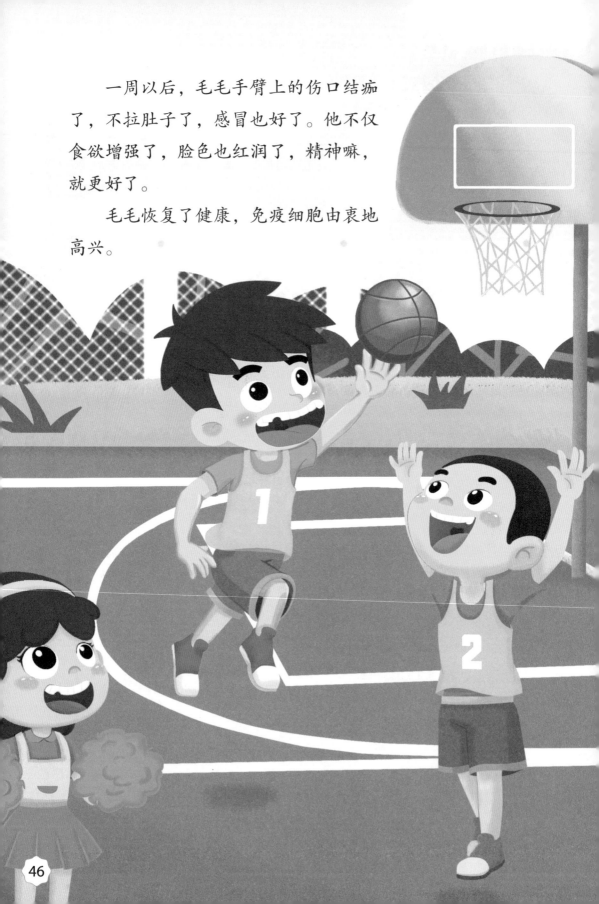

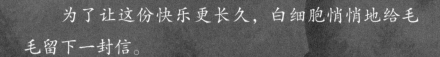

为了让这份快乐更长久，白细胞悄悄地给毛毛留下一封信。

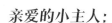

亲爱的小主人：

你千万不能因为康复而忘记教训啊！尽管我们会像军队、警察、医生一样，尽心尽责地保护你的身体，可是，如果你能养成健康的卫生习惯、良好的安全习惯，保护好自己，我们会更开心！

永远爱你、保护你的白细胞

这封信其实也是写给我们大家的。

为了健康，我们一起努力！加油！

# 版权所有，侵权必究！

**图书在版编目（CIP）数据**

白细胞战斗记 / 赵静著；拾乘肆绘. —北京：人
民卫生出版社，2024.4
（发生在人体里的科普童话）
ISBN 978-7-117-34891-1

Ⅰ. ①白… Ⅱ. ①赵… ②拾… Ⅲ. ①白细胞—儿童
读物 Ⅳ. ①R322.2-49

中国国家版本馆 CIP 数据核字（2023）第 103731 号

| 人卫智网 | www.ipmph.com | 医学教育、学术、考试、健康，购书智慧智能综合服务平台 |
|---|---|---|
| 人卫官网 | www.pmph.com | 人卫官方资讯发布平台 |

发生在人体里的科普童话
白细胞战斗记
Fasheng Zai Renti Li de Kepu Tonghua
Baixibao Zhandouji

著：赵　静
绘：拾乘肆
出版发行：人民卫生出版社（中继线 010-59780011）
地　　址：北京市朝阳区潘家园南里 19 号
邮　　编：100021
E - mail：pmph @ pmph.com
购书热线：010-59787592　010-59787584　010-65264830
印　　刷：北京盛通印刷股份有限公司
经　　销：新华书店
开　　本：710×1000　1/16　印张：3
字　　数：34 千字
版　　次：2024 年 4 月第 1 版
印　　次：2024 年 5 月第 1 次印刷
标准书号：ISBN 978-7-117-34891-1
定　　价：35.00元
打击盗版举报电话：010-59787491　E-mail：WQ @ pmph.com
质量问题联系电话：010-59787234　E-mail：zhiliang @ pmph.com
数字融合服务电话：4001118166　E-mail：zengzhi @ pmph.com

52检